DEUX OBSERVATIONS

DE

SEPTICÉMIE PUERPÉRALE

PAR

AMÉDÉE CASAMAYOR-DUFAUR

DOCTEUR EN MÉDECINE

A OLORON

DÉCEMBRE 1896

PAU

IMPRIMERIE-STÉRÉOTYPIE GARET, RUE DES CORDELIERS, 11

J. EMPÉRAUGER, IMPRIMEUR

—

1897

DEUX OBSERVATIONS

DE

SEPTICÉMIE PUERPÉRALE

PAR

AMÉDÉE CASAMAYOR-DUFAUR

DOCTEUR EN MÉDECINE

A OLORON

DÉCEMBRE 1896

PAU

IMPRIMERIE-STÉRÉOTYPIE GARET, RUE DES CORDELIERS, 11

J. EMPÉRAUGER, IMPRIMEUR

—

1897

DEUX OBSERVATIONS

SEPTICÉMIE PUERPÉRALE

L'antisepsie a tellement modifié l'obstétrique et surtout les suites de couches, que les cas d'infection puerpérale, jadis d'une attristante banalité, sont rares actuellement et de ce chef intéressants.

Il y a peu de temps encore, la bactériologie a montré les rapports étroits qui unissent des affections en apparence étrangères les unes aux autres, comme l'érysipèle et la fièvre puerpérale.

J'ai surpris sur le fait l'exactitude de ces données expérimentales sorties de toutes pièces vraies du laboratoire et je me fais un devoir de publier la sanction clinique qui s'est offerte à mon observation, au moment surtout où ce sujet est vivant d'actualité.

Mme L... primipare de 21 ans, bien conformée, accouche en O I D P et après une excellente grossesse d'une fille de 3 kilos. N'ayant pas assisté au travail, je ne peux pas exactement en préciser la durée ; néanmoins, tout se passa pour le mieux, à part un certain degré d'inertie utérine ou de résistance du périnée qui maintint près d'une heure la tête à la vulve. La seule crainte de l'intervention du médecin ranima, paraît-il, les contractions utérines, et quand j'arrivai l'enfant était expulsé suivi tôt après du placenta.

C'était le mardi 4 février ; le reste de la journée fut excellente.

Le 5, à 2 heures du matin, frissons légers mais répétés ; c'est alors qu'on nous pria, mon père et moi, de nous rendre auprès de la malade.

Le thermomètre, sous l'aisselle gauche, donnait 39° 9, le pouls battait 140. La chaleur de la peau jurait avec ces données thermométriques tant elle paraissait normale au toucher. Il n'y avait pas de doutes, nous assistions à un début grave d'infection puerpérale. La langue sèche, effilée, rouge sur les bords, saburrale à la base, rappelait celle de la dothientérie, la céphalée était intense, les yeux brillants, la face rouge, congestionnée, la malade se plaignait de bouffées pénibles et fréquentes, la soif était vive.

Le ventre était peu douloureux, l'utérus au-dessous de l'ombilic, les lochies non fétides.

L'état général paraissait satisfaisant, la malade ne se rendait pas compte de son état ; sans une constatation thermométrique on n'aurait pas été en droit de s'alarmer, tant les apparences extérieures étaient insidieuses. En examinant la vulve, je trouve la fourchette à peine éraillée, le vagin meurtri, contus, dilacéré par place ; le rectum était distendu par les matières fécales, il y avait de la purésie vésicale.

Tout ceci n'était, en somme, que le résultat bénin d'une compression céphalique trop prolongée.

Le 5 à midi le thermomètre monte à 40° 5. Je renouvelle la désinfection vulvo-vaginale et je pratique une injection intra-utérine abondante.

La malade était hyperesthésiée et malgré toute la douceur apportée à cette manœuvre, elle la supporta avec peine. Le résultat de cette intervention fut nul. Les lochies n'étaient pas fétides et des produits de rétention ne suffisaient pas à expliquer une infection semblable. Il y avait assurément là une cause plus directe, car en 24 heures la putréfaction de restes de membranes ou d'un caillot n'eut pas eu le temps de se produire entraînant après elle le cortège tragique du syndrôme septicémique.

L'explication ne devait pas être longue à trouver, la sage-femme était atteinte d'*un érysipèle de la face,* dont la période d'incubation datait de six à huit jours. Sur mes instances, elle quitta la malade ; malheureusement avant de rentrer chez elle pour s'aliter, elle se rendit auprès d'une autre femme en travail qui fera l'objet de ma seconde observation.

Le 6 au matin, après une nuit fort agitée, la température était à 40 et 4. Je pratiquai une nouvelle et abondante injection intra-utérine précédée d'un savonnage vulvaire et vaginal complet. — Comme la première, cette injection n'eut pas de résultat, ce fut la dernière d'ailleurs. La malade en était fort impressionnée et l'entourage, sur les conseils d'un médecin parent, les jugea inutiles. Cependant le thermomètre arrivait le soir à 40 et 9, l'état général s'affaissait, le facies était grippé, la langue sèche, rôtie, le pouls battait 130-140 ; le ventre restait, malgré tout, souple, peu douloureux mais le canal génital, vulve, vagin, col, culs de sac étaient recouverts de pseudo-membranes épaisses, blanchâtres, d'aspect diphtéritique. — Ces faits sont connus de longue date ; Waldeyer et Widal ont démontré que la production de ces plaques relève de la présence du streptocoque lequel est aussi l'agent pathogène des infections secondaires en général et de l'érysipèle en particulier.

Pendant les deux premiers jours la malade avait assez

6 Février

(*)

bien résisté. Elle était fort bien constituée, elle offrait une puissante résistance organique, mais bientôt la gravité parut de toute évidence, les ressources diminuaient, la lutte devenait difficile, et c'est alors que la famille appela en consultation notre distingué confrère, le Dr Pomier de Pau. — J'avais dès le début tout espéré de la médication génitale, fort peu en honneur dans notre pays, ou tant par pruderie que par routine, sous prétexte que nos aïeules s'en passaient, les femmes la condamnent et la redoutent.

8 Février. — Le 8 au soir M. Pomier arrivait. Quelqu'un venait enfin comprendre et partager nos alarmes. Le cas lui parut aussi clair que grave et nous remîmes au lendemain matin la discussion des chances d'un curettage, après avoir fait une injection de serum de Marmoreck que je venais de recevoir de l'Institut Pasteur. — Tout semblait impuissant pour entraver la marche de la maladie, le thermomètre était à 41. Dans la nuit du 8 au 9 la malade avait un peu de subdélirium.

9 Février. — Le 9 au matin température 39°, pouls 125, état général grave. Nous décidons de pratiquer un simple lavage intra-utérin et nous mettons à cet effet la malade dans la position obstétricale.

Les pseudo-membranes tapissaient le tractus génital dans toute son étendue, le col de l'utérus entr'ouvert laissait apercevoir un débris foncé qui tranchait au milieu des produits grisâtres.

M. Pomier tire légèrement et fait suivre sans peine une lanière couleur feuille morte dans sa première moitié encore rosée dans sa seconde moitié. C'est donc la main forcée que nous avons décidé un nettoyage complet.

A cet effet, la malade fut endormie, et l'opération prestement faite suivie d'une abondante injection intra-utérine et du drainage à la gaze iodoformée. Le shock opératoire fut peu sensible, mais l'opération fut sans effet. Vers

5 heures de l'après-midi, le délire devint plus violent, la malade marmottait sans cesse des phrases incohérentes, le pouls était très rapide, la température 41, la dyspnée intense plus accélérée d'heure en heure. L'agonie commençait, elle fut longue et la mort horrible. En proie à une fièvre sèche, mordicante, énorme, la malade roulait dans son lit, en quête de fraîcheur, les dents fuligineuses, la langue noirâtre, rôtie, sortait au dehors d'une longueur démesurée. Tous les muscles étaient agités par des contractures convulsives et chacun individuellement ; c'était comme un frissonnement sous la peau. Dans l'intervalle des crises tétaniques, les mains crispées s'accrochaient aux objets environnants, le délire et l'angoisse respiratoire étaient à leur comble ; peu à peu les contractures cessèrent, la face devint grimaçante et la mort survint le 10 au matin ; l'ataxie avait été la note dominante. La maladie avait duré cinq jours.

* * *

Malheureusement le hasard a voulu que la démonstration fut plus complète, et il nous a fourni au même moment, par suite de la même infection, un second cas semblable à l'autre, comme apparaîtrait la même image reflétée par deux miroirs parallèles.

A quelques portes plus loin, le 5 février, Mme O... primipare de 30 ans était en travail. La poche des eaux était rompue, la tête accomplissait sa rotation interne, les douleurs énergiques et fréquentes annonçaient une prompte terminaison. 5 Février.

La même sage-femme arrive, sortant de chez Mme L..., pratique le toucher, rassure tout le monde, s'excuse de ne pouvoir pas rester et rentre chez elle soigner son érysipèle. Le 6 et le 7, la fièvre passa inaperçue. Le thermomètre et l'antisepsie sont encore parfois de hautes nouveautés. 6 et 7 Février

Je fus appelé pour la première fois le dimanche 9 février ; je constate 40° 2 et 130 P. J'informe la famille de la gravité du mal et promets de revenir avec mon père et M. le docteur Pomier.

Nous n'eûmes pas d'hésitation, c'était la répétition d'un même fait. Ici l'aspect était plus franchement péritonéal, la face était blafarde et livide, le nez aiguisé, les yeux caves, la langue sèche, les dents fuligineuses, le ventre météorisé, douloureux, la diarrhée abondante et fétide, les urines albumineuses. Comme chez Mme L... les lochies étaient peu fétides, mais les plaies vulvaires et vaginales tapissées des mêmes pellicules blanchâtres, diphtéroïdes.

L'état général était grave, le pouls filiforme, la faiblesse considérable ; l'accouchement avait été normal et même facile.

11 Février, mort. Accouchée un jour plus tard, Mme O..., mourut le 11 février, après une durée de cinq jours.

Chez elle l'adynamie présida à l'infection, l'agonie fut, comme chez Mme L..., dyspnéique mais adynamique.

Mort des enfants. Mme O... avait eu un garçon, il était magnifique. Il mourut brusquement sans que rien ne fit prévoir un dénoûment si prompt. Pensant à une hémorrhagie du cordon je le fis déshabiller, rien de ce côté, mais son corps était cyanosé, marbré.

Mme L... avait eu également une fillette également bien constituée. Dès le samedi soir elle refusa de téter. Je la gavais, elle mourut pendant la nuit, une heure avant sa mère. C'est elle qui devait signer le tableau navrant de ces drames d'infection puerpérale, car sur son nez il était facile de voir tranchant sur la paleur cadavérique deux plaques foncées d'un érysipèle de la face qui évoluait.

***
** **

Et maintenant, avant d'en finir avec ces deux cas d'infection puerpérale, je veux me permettre quelques réflexions au sujet de certaines interventions, dont l'idée se relie fatalement aujourd'hui à cette maladie ; ce sont les injections intra-utérines.

L'infection puerpérale n'est pas assurément une maladie toujours homogène, identique à elle-même, une enfin ; c'est une affection protéique, dont les degrés sont très variables et dont peut-être les causes sont parfois différentes.

Ce n'est pas les associations secondes qu'on peut incriminer comme dans une diphtérie ou une fièvre typhoïde, car dans ces deux maladies, il est toujours facile de reconnaître la préexistence ou au moins la coexistence du bacille propre et de l'associé. Dans la fièvre puerpérale, l'infection hétérogène prime dans certains cas, au point qu'on serait tenté, devant les formes graves d'emblée de la puerpéralité, de se demander si réellement cette dernière joue un rôle actif dans le syndrôme actuel.

Certainement il y a là une large porte d'entrée toute

propre à l'absorption des germes, avec la vaste plaie utérine et les nombreuses atteintes du canal vulvo vaginal; mais à part cette plaie, et sa puissance absorbante, la puerpéralité en elle-même a-t-elle, au lendemain de l'accouchement, une influence vraie sur les manifestations infectieuses? Il ne m'appartient pas d'ailleurs de pousser plus loin mes interrogations. Mais déjà la bactériologie condamne l'uniformité de conception de la fièvre puerpérale, puisqu'à côté de cette appellation générique elle attache des étiquettes distinctives de streptococcique, staphylococcique, diphtérique qui bientôt distingueront en fait des affections dont les apparences ne sont pas les mêmes et qui, pour en revenir à mon idée, ne peuvent pas *a priori* être justiciables de même traitement, du moins avec les mêmes garanties de succès.

D'ailleurs, loin de moi l'idée de faire un procès, encore moins de porter un jugement, mais chacun a le droit de manifester ses idées privées sur un sujet donné.

Pour ma part, je classe dans mon esprit trois groupes de formes de l'infection puerpérale et je fais à l'injection intra-utérine et au curettage une place plus ou moins prépondérante selon la forme.

1° *Infection puerpérale toxémique d'emblée avec réaction locale presque négligeable.* — Il s'agit évidemment là d'un poison diffusible qui infecte l'économie au maximum dès les premières heures, et crée une infection générale très grave, assez comparable dans ses aspects cliniques aux dothienenteries malignes et aux cas rapidement mortels de grippe. L'expression dominante c'est l'empoisonnement de l'économie tout entière, et si la porte d'entrée est génitale, elle peut tout aussi bien être vulvaire et vaginale qu'utérine et même extragénitale.

Ici l'injection intra-utérine reste, à mon sens, une

manœuvre illusoire, sinon dangereuse, à une époque où la plaie utérine avec ses sinus béants est toute propre à l'absorption de produits antiseptiques presque tous toxiques et dont l'effet ne peut être rationnellement espéré qu'à la condition que leur influence soit le plus prolongée possible comme dans l'irrigation continue.

Appliquée en son temps et en son lieu la médication intra-utérine est parfaite, mais on infirme la méthode en l'exposant aux insuccès d'une généralisation qui confine à l'empirisme.

Comme je l'ai déjà dit, dans ces cas, l'état utérin peut être parfait, soit que tout produit de rétention ait été éliminé, soit que les modifications vitales de ces produits ne se soient pas encore montrées. Les caillots et les débris de membranes n'entrent en putréfaction qu'au 3me ou 4me jour ; les débris placentaires peuvent être adhérents et vivre encore aux dépens de l'utérus. Si donc, la porte d'entrée est vaginale ou vulvaire, ce n'est pas en lavant le vagin et la vulve qu'on peut espérer enrayer une aussi terrible et fatale évolution, pas plus qu'on ne saurait prétendre guérir la vérole par l'ablation ou la cautérisation prématurée du chancre initial.

2° *Infection puerpérale, débutant 4 à 5 jours après l'accouchement.* — Il y a des lochies abondantes et fétides, rejet de caillots et de membranes en voie de putréfaction ; tout se passe dans l'utérus encombré de produits septiques, vrais milieux de culture pour une pullulation microbienne. Ici, l'indication est pressante, son action est mécanique, son efficacité héroïque.

3° *Infection puerpérale, soignée tardivement comme cela arrive dans la pratique civile et des campagnes.* — L'injection intra-utérine peut rendre de grands services, mais elle peut être dangereuse en raison des phlébites intra-utérines et des morts subites, auxquelles ces pratiques toujours bruyantes pour le calme exigé par un utérus thrombosé, exposent la malade. Dans tous les cas, on ne devrait intervenir qu'avec une prudence extrême et une pression faible, de telle sorte que le liquide injecté soit plutôt une sorte de bain interne qu'une irrigation, et toujours après avoir averti les familles des éventualités qui menacent l'opérée.

Quant au traitement des cas heureusement rares, de toxémie puerpérale suraiguë où l'accouchement n'a été qu'une cause occasionnelle à l'entrée d'un poison extérieur, à côté des moyens généraux seulement palliatifs employés jusqu'ici, la sérothérapie marquera une ère nouvelle de thérapeutique rationnelle.

Alors peut-être chaque serum aura une indication précise directement opposée au germe infectant, témoins ces très intéressantes observations de fièvre puerpérale d'origine diphtérique et guérie par les injections de serum de Roux.

Un maître éminent, M. Bar, l'a d'ailleurs dit au dernier congrès d'obstétrique, la sérothérapie dans la puerpéralité c'est la médication de l'avenir.

9 782019 310967